DE L'EFFET
DES TOPIQUES

DANS

LES MALADIES INTERNES,

Et en particulier de celui du S^r. ARNOULT, contre l'Apoplexie, connu sous le nom de *Sachet antiapoplectique d'Arnoult*,

Autorisé par Lettres-Patentes du Roi, enregistrées en Parlement.

NEUVIÈME ÉDITION,

AVEC QUELQUES ADDITIONS ET SUPPRESSIONS.

SE TROUVE AU DÉPÔT,

A PARIS,

CHEZ M. ARNOULT,

Rue de Bourbon, n° 3o, près celle de Beaune;
ET CHEZ PONTHIEU, LIBRAIRE,
Palais-Royal, Galerie de bois, n° 252.

1823.

DES TOPIQUES,

Et en particulier de celui de Guillaume
Arnoult, *connu sous le nom de* Sachet
antiapoplectique d'Arnoult, *par M.* ***.

Les Topiques faisaient partie essentielle de
la médecine des anciens; et les médecins qui
ne cherchent pas à substituer le raisonnement
à l'observation, sont forcés de convenir de
l'efficacité des Topiques, sur-tout dans les
maladies lentes et chroniques: et peut-être
est-il aussi aisé d'expliquer l'effet d'un remède appliqué à la surface du corps et qu'ab-
sorbent insensiblement les pores, que celui
d'un médicament pris intérieurement, et
que la digestion a bientôt dénaturé.

L'apoplexie est la suite de l'engorgement
et de la stagnation des humeurs; c'est la
crise, c'est l'effet effrayant et subit de la suite
d'une cause insensible et lente. Or, un remède, doué par sa nature d'une énergie et
d'une activité constantes, est de tous le plus
capable de prévenir les coups meurtriers, en
ce qu'il oppose une action de tous les instans
à une cause sans cesse agissante, et tel est
l'effet des Sachets antiapoplectiques d'Arnoult. On ne peut douter de l'action de
l'électricité sur les nerfs, de la nécessité de
l'aider dans certaines circonstances, et de
parer à ses coups, dans d'autres. L'aimant
et l'électricité, qu'on a vu de nos jours agir
avec tant d'efficacité dans nombre de cir-

constances, sont-ils autre chose que des Topiques doués de la vertu particulière d'ex-
haler et attirer au besoin le calorique vital?
La balance entre l'électricité intérieure et
l'électricité extérieure est nécessaire à la vie :
le Sachet contribue à la maintenir. Les Topiques doivent-ils être rejetés ? Une expérience de plus d'un siècle de succès devient
un argument irrésistible. Aussi le Sachet a-
t-il mérité l'approbation des médecins les
plus recommandables ; et c'est d'après leur
rapport, qu'il a été accordé, le 1er. mars
1772, des lettres-patentes du Roi, registrées
en Parlement, le 28 août suivant, qui ont
autorisé le sieur Guillaume Arnoult à composer, vendre et débiter seul le remède antiapoplectique du Sachet connu sous son nom.
Sa Majesté, est-il dit dans les lettres-
patentes, étant, par suite de l'arrêt de son
Conseil d'état du 2 août 1748, bien informée de la vertu de ce Spécifique, et vou-
lant de plus en plus en favoriser la distribution, pour l'avantage et la conservation
de ses sujets, a jugé à propos de...., etc.

Le Sachet du sieur Arnoult n'est pas du
nombre de ces remèdes secrets, des effets
desquels on peut se méfier. Le secret de sa
compositon a été communiqué au premier
médecin du Roi, qui a reconnu, d'une part,
son innocuité, et de l'autre, ses bons effets ;
et c'est sur sa proposition, que Sa Majesté
Louis XV en a autorisé le débit.

Le Sachet d'Arnoult, comme toutes les autres découvertes, a ses partisans et ses détrac-
teurs. Pour justifier les premiers et combattre
les derniers, on n'emploiera pas une longue

dissertation hypothétique sur les causes ; on fera seulement connaître les effets; on ne les énoncera pas tous; on ne transcrira pas toutes les lettres envoyées à M. Arnoult, qui constatent les effets salutaires du Sachet. Nous ne voulons pas abuser de la bienveillance du lecteur : nous croyons qu'il suffira de lui faire connaître un certain nombre de faits et lettres datées d'année en année , qui prouveront que le Sachet Arnoult a eu un succès constant jusqu'à ce jour, pour lui inspirer, ainsi qu'au public en général, la confiance que ce préservatif mérite.

Nous observerons qu'il y a peu de lettres récentes, parce que Mme. veuve Arnoult, sur la fin de ses jours, ne les conservait plus.

M. Turner, médecin anglais, dont vous avez peut-être vu le Traité sur les maladies de la peau, a fait un article exprès sur l'effet des Topiques dans les maladies internes.

Après avoir parlé des épicarpés, ou remèdes qu'on applique avec succès aux poignets, pour empêcher le retour des fièvres, il raconte la mort tragique de deux enfans, causée par une superpurgation produite par l'application d'un onguent sur le nombril, à dessein de tuer les vers. Il soupçonne que cet onguent est celui que nous appellons *de Arthanita*, et avec assez de fondement; car Fernel dit qu'il purge fortement, appliqué sur le ventre. M. Hoffmann, mort depuis peu d'années, premier médecin du roi de Prusse, ajoute à cette vertu purgative celle de tuer les vers. Au reste, cette vertu purgative, même par l'application extérieure, n'est point particulière à l'onguent *de Ar-*

thanitâ, puisque, au rapport du docteur prussien, les anciens se purgeaient en se lavant les pieds dans une décoction d'ellébore, et que l'onguent de coloquinte, et les préparations d'ellébore, purgent les enfans et les adultes, appliquées à l'extérieur.

Mais ce qui surprendra tout autre qu'un homme du métier, c'est que la confection *Hamech*, qui n'est pas un purgatif fort violent, adoucie par le mélange de l'onguent de guimauve, remédie à la constipation, étant appliquée sous les pieds. C'est une autre observation de M. Hoffmann.

Ajoutons encore quelques exemples marquans.

Une flanelle trempée dans une décoction chaude de menthe, d'absynthe et de quelques aromates, et appliquée sur l'estomac, a guéri des envies de vomir rebelles aux remèdes les plus actifs. Des remèdes analogues font des miracles dans la colique, la passion iliaque et la dyssenterie. L'absynthe, portée sous les pieds, calme les vomissemens, au rapport d'Horstius. M. Turner assure, d'après son expérience, que l'emplâtre nommé *Febrifugum magnum* dans la Pharmacopée du docteur Bates, guérit quatre malades sur six, de tout âge, sexe et tempérament, quel que soit le caractère de la fièvre intermittente. Il a vu une ischurie opiniâtre, céder dans le moment à une embrocation d'une huile qui lui est inconnue, faite sur la région de la vessie, du pubis et du périnée. Salmuth rapporte que l'application d'huiles chaudes, puis d'un emplâtre sur l'épine du dos, pour prévenir la paralysie, causa des inquiétudes et la fièvre, accidens qui cessèrent en ôtant l'emplâtre, et recommencèrent en le remettant.

Le même M. Hoffmann, que j'ai déjà cité, dit de l'emplâtre vésicatoire de Strobelberge, qn'appliqué sur le poignet, il empêche le retour des fièvres intermittentes ; que l'huile de térébenthine, appliquée sur le nombril, est un très-bon remède contre la rétention d'urine ; qu'on arrête les vomissemens par un emplâtre anodin appliqué sur les tempes ; que les embrocations aromatiques, sur la région du cœur, fortifient l'estomac et tout le corps ; que les céphaliques spiritueux aromatiques soulagent très-promptement la tête, étant appliqués sur la plante des pieds. Vous avez pu voir dans le Journal des savans, que le seneçon, écrasé et appliqué sur l'estomac, procure le vomissement. Tout le monde connaît les vertus du collier anglais, pour faciliter la dentition des enfans. Pierre Borel nous donne, dans sa première Centurie, une observation curieuse sur les effets des épicarpes dans les fièvres intermittentes. L'emplâtre ombilical de Sydenham, et celui de Fuller font des merveilles dans les affections vaporeuses. Un grain ou deux d'opium, fondus ou injectés dans l'anus, guérissent le tenême comme par enchantement. Le phthiriasis et la gale cèdent à l'action insensible du mercure enveloppé dans une ceinture de peau et porté sur les reins. Un médecin de la Faculté de Paris a donné au public, en 1754, un Topique infaillible pour la rougeur et les maux des yeux ; et en dernier lieu, il en a donné un autre, dans une leçon publique, pour les petits ulcères des paupières qui résistent à toute sorte de remèdes. Tout Paris a vu les grands effets de la saignée topique, dans les migraines, les fluxions au visage, les ophtalmies et les maux de tête qui portent sur l'un ou l'autre œil. Le crapaud desséché était le remède favori d'Etmuller, de Vanhelmont et de Butler, contre la fièvre et la peste. Ils le faisaient appliquer en forme d'épicarpe ou en sachet. En un mot, les livres des médecins sont remplis de ces sortes de médicamens. Or, il est clair que les médicamens ne sauraient guérir les maladies sans causer, par leur action, un changement dans le corps humain, changement qui se fait nécessairement sur les solides ou sur les fluides, ou sur tous les deux à la fois. Il y a des médicamens beaucoup plus volatiles et spiritueux les uns que les autres. Plus un médicament est volatil, plus il a de facilité à s'insinuer dans les humeurs par la route des vaisseaux absorbans. Si les plantes, les racines, les gommes, les extraits, les poudres des animaux desséchés et autres semblables remèdes y passent, la facilité à s'y introduire doit être beaucoup plus considérable, par rapport au mercure, au camphre, aux sels volatils et aux autres remèdes de cette espèce. Quoi qu'on en puisse dire, ceux qui ignorent les vertus ou le choix de ces matières, se croient fondés à nier les propriétés dont je parle, lesquelles sont prouvées par l'expérience journalière et par une infinité d'exemples; mais ils reviendraient de leurs préjugés, s'ils voulaient jeter les yeux sur les écrits de plusieurs savans modernes, qui ont fait tant de cures surprenantes par l'air et l'électricité, et faire attention aux effets que produisent, sur certaines personnes, les particules insensibles qui émanent des roses, du musc, du safran, du fumier, etc., quand même ces objets ne frapperaient point leurs yeux : l'aubépine en fleur tourne et corrompt le maquereau dans l'instant, si l'on passe à côté. Védélius conseille un Sachet pendu au col, composé de racines de colchique et de plantain aquatique, desséchées et pulvérisées, et le donne comme un amulette certain contre la peste.

On connaît ce calmant, si fameux autrefois en Angleterre, le *Quieting charm*, comme on l'y appelait, qu'on payait jusqu'à cinq guinées, et qui n'était qu'un morceau de soufre en canon, porté dans le gousset; c'est-à-dire fort près du corps, et qui, de là, avait la propriété d'adoucir singulièrement l'âpreté des accès d'une goutte violente.

Voyez dans *the ancient physician Legacy to his country*, ou *Legs d'un ancien médecin à sa patrie*, par le docteur Dover, page 14, l'exemple de ce savant, qui ne pouvait pas être une demi-heure dans son cabinet sans dormir, parce qu'il y avait laissé une pomme de mandragore, dont les émanations soporeuses l'assoupissaient.

La difficulté d'expliquer comment certains remèdes guérissent, n'est pas une raison pour en nier l'efficacité, lorsqu'elle est démontrée par l'expérience. D'habiles gens prétendent avoir vérifié, et n'ont pas fait difficulté d'assurer que le jaspe, appliqué

sur une blessure, arrête le sang; que le crapaud sec, tenu dans la main, arrête le sai-
gnement de nez, et apaise la douleur des
dents; que la pierre de jade, appliquée sur
les reins, guérit la colique néphrétique et
toutes les douleurs de reins; qu'un bâton de
frêne, cueilli sous une certaine constellation,
appliqué sur le nombril, arrête la perte de
sang; que celui du coudrier, cueilli dans
un temps, guérit toute contusion; que la
pierre d'aigle, pendue au col, empêche l'a-
vortement, et qu'elle avance l'accouchement,
étant attachée à la cuisse; que certaines
plantes, attachées à la queue d'un cheval,
le guérissent du farcin. On arrête aussi la
douleur de dents, en la touchant avec le
doigt, après se l'être frotté du sang d'une
taupe étouffée dans la main. Le fétu de paille
se porte de lui-même vers le succin, aussi
bien que le fer vers l'aimant.

S'il m'était permis de joindre mes obser-
vations à celles de ces hommes célèbres,
je dirais que j'ai vu des effets surpre-
nans d'une rôtie au vin saupoudrée d'aro-
mate, appliquée sur la région de l'estomac,
dans les coliques convulsives les plus aiguës
de ce viscère. La difficulté qu'on trouve à
faire prendre aux enfans malades des remèdes
convenables pour les guérir, a fait naître à
M. Loob, célèbre médecin anglais, connu
par plusieurs ouvrages, l'idée de les guérir
par l'application des remèdes externes ou
topiques. Mais je m'arrête trop long-temps
sur des faits connus de tout le monde : pas-
sons à quelque chose de bien plus singulier.
Je tire ce fait d'une lettre insérée dans le

Mercure de France, au mois de juillet 1726 page 1551. Vous ne serez pas fâché d'apprendre ou de vous rappeler cette observation, à laquelle j'ajouterai des circonstances dont la lettre ne fait pas mention.

Dom Thomas Tassard, bénédictin, demeurant alors à l'abbaye de Saint-Denis, était devenu, depuis plusieurs années, d'une faiblesse extraordinaire, bien qu'il n'eût environ que vingt-neuf ans. Il était d'ailleurs tourmenté de mouvemens convulsifs, qui lui faisaient faire de fréquentes génuflexions; et ce qu'il y a de remarquable, il se trouvait plus mal immédiatement après le repas et le sommeil. Sa maladie, qui lui donnait d'abord du relâche, avait considérablement augmenté, et causé une attaque de paralysie qui n'eut point de suites. Il fut envoyé à Bourbon, où il prit les eaux avec succès; mais leur effet ne subsista pas long-temps; et la maladie, prenant de nouvelles forces, résista aux mêmes eaux, qu'on lui ordonna une seconde fois. Leur usage même lui causa des accidens nouveaux.

Dans ces circonstances, on lui conseilla de porter une pierre d'aimant, qu'on disait être bonne contre les convulsions. On lui en donna une bonne et bien armée, grosse comme un œuf de pigeon, qui, malgré le défaut de confiance du malade, produisit un effet si prompt, qu'à peine la tint-il dans la main, que les convulsions cessèrent sans être revenues depuis, quoiqu'il ait été quelquefois trois ou quatre jours sans la porter.

Ayant eu, quelque temps après avoir lu cette lettre, occasion de voir Dom Nicolas

Alexandre, religieux de la même abbaye,
auteur du Dictionnaire botanique et phar-
maceutique, imprimé en 1716, que j'ai cité
plus haut; je lui demandai si l'histoire ci-
dessus rapportée était vraie. Oui, me dit-il,
et j'en puis parler pertinemment, car c'est
moi-même qui ai conseillé le remède d'après
Etmuller, non que j'y eusse beaucoup de
foi, mais parce que je le croyais innocent.
Il est étonnant, ajouta-t-il, quel effet il a
produit. Je voulus le faire porter suspendu
au col, posé sur la peau, et tombant sur la
fossette du cœur; mais il causa au malade des
inquiétudes si fortes, qu'il fut obligé d'a-
bord de le mettre par-dessus sa chemise,
puis par-dessus sa veste, et enfin par-dessus
sa robe. Dans cette place, il en sentait l'a-
vantage sans désagrément. Dom Alexandre
m'ajouta que depuis que le malade avait fait
habituellement usage de cet amulette, il
n'avait plus eu de convulsions, et que sa
santé se rétablissait de jour en jour.

Voilà, sans contredit, Monsieur, le
triomphe des Topiques. La matière magné-
tique est-elle donc amie des nerfs? est-elle
propre à calmer leurs irritations et le dé-
sordre des esprits? est-elle analogue à ces
esprits, ou seulement capable d'en corriger
le tissu? pénètre-t-elle nos corps, comme
elle fait l'aimant et la terre? circule-t-elle
continuellement au-dedans de nous-mêmes?
Je laisse ces questions à décider à d'autres.
Je voulais prouver l'effet prodigieux des remèdes topiques; je crois l'avoir démontré.
Je pourrais, je le répète, compiler des vo-
lumes d'autorités à ce sujet; mais que pour-

rais-je dire de plus concluant? La philosophie
corpusculaire, à laquelle je conviens qu'il
faut recourir pour expliquer, quoiqu'imparfaitement, l'action de tant de causes obscures
et leur liaison avec des effets si bien avérés,
est heureusement établie par des preuves si
décisives, et sur des exemples si familiers,
qu'il suffit d'ouvrir les yeux autour de soi,
pour en reconnaître la certitude. Celui qui
ne peut se désavouer à lui-même qu'il reçoit
continuellement des impressions atmosphériques aussi réelles que celles des sons et des
odeurs, sans pouvoir découvrir comment
elles lui sont communiquées, a-t-il bonne
grâce de douter du pouvoir de toute autre
cause, par la seule raison qu'il n'aperçoit point la voie naturelle de l'opération?
Qu'il commence donc par rendre sensible
aux yeux l'action ou la vertu de cette cloche
qui se fait entendre à tant de distance, par
son simple mouvement; et celle d'un atôme
de musc, dont l'odeur se répand si longtemps et si loin, malgré son immobilité;
qu'il explique la cause de la sensibilité. Je me
réduis à ces deux exemples, quoique la nature en offre un grand nombre d'autres.

On ne prétend pas expliquer mieux l'effet
des Topiques les plus efficaces, ni par conséquent celui du Spécifique de M. Arnoult,
qu'on explique la cause de l'effet que produisent sur nos sens les odeurs et les sons,
les effets électriques, magnétiques. La vaccine préserve de la petite-vérole: peut-on en
dire la cause? Ne suffit-il pas que le Sachet
d'*Arnoult* produise des effets certains? et
des malades sont-ils abusés, lorsqu'on leur

offre nn remède éprouvé propre à les guérir ou à les préserver, quoique la cause en soit obscure? Que s'en suit-il de l'obscurité d'une explication? il s'en suit uniquement qu'il existe dans la nature des causes dont la liaison avec leurs effets n'est, pas aisée à expliquer incontestablement, parce qu'il n'est pas donné à l'étendue de notre intelligence d'aller jusqu'à la découvrir, et c'est précisément l'objet de la philosophie qu'on nomme corpusculaire, seule ressource de l'esprit humain, pour jeter quelque jour sur cette invisible liaison.

Tout concourt, Monsieur, en faveur de la vérité, quand elle est une fois sortie des ténèbres : il arrive alors que le passé se réunit au présent, pour la confirmer avec un nouveau lustre. Depuis la cinquième édition de ma lettre, on a découvert qu'un de ces hommes-célèbres, dont le nom et l'exemple forment seuls un argument respectable, est devenu zélé partisan du Sachet antiapoplectique de M. Arnoult, après l'avoir long-temps combattu, et qu'il n'a pas en d'autre motif pour changer d'idée, qu'une vraie conviction opérée par la force de sa propre. expérience. Ce triomphe du Sachet est si remarquable, que je ne dois rien changer aux termes dans lesquels il vient d'être publié; d'autant plus, que contenant la récapitulation d'une partie des faits que j'ai rassemblés ici, il me servira comme de corollaire. Voilà donc ce que tout le monde peut lire dans un ouvrage revêtu de l'autorité publique.

Dans la feuille des annonces et avis divers du lundi 19 novembre 1759 et dans celle du 27 novembre 1760, on lit ce qui suit :

S'il est de notre devoir de publier tout ce qui a rapport à la conservation des citoyens, les remèdes qui préviennent ou guérissent des maux regardés comme incurables, méritent sur-tout cette attention de notre part. Tel est le Spécifique du sieur Arnoult contre l'apoplexie, cette maladie cruelle, devenue aujourd'hui si commune, dont les suites sont si funestes, et qui résiste si souvent aux remèdes ordinaires de la médecine. Depuis l'an 1700, l'expérience la plus constante et une foule innombrable d'autorités ont accru chaque jour la réputation de ce précieux Topique, sans qu'on ait pu prouver que, dans ce long espace de temps, il soit arrivé à aucun de ceux qui s'en sont servis exactement un seul accès d'apoplexie.

Le roi de France, sur le rapport de M. Chicoyneau, conseiller d'état, premier médecin de S. M., chancelier de l'université de Montpellier, et de l'académie royale des sciences, auquel la connaissance de la composition du Sachet avait été confiée à cet effet, maintient, par un arrêt de son conseil d'état, le sieur Arnoult dans le droit de composer et de vendre seul le remède anti-apoplectique, et défend à toutes personnes de quelque état et condition qu'elles soient, de contrefaire, vendre ni débiter ce remède, à peine de 1000 livres d'amende. (Ainsi que par un second arrêt confirmatif du premier, sur le rapport de M. de Sénac, conseiller d'état, premier médecin du roi, conforme à

celui de M. Chicoyneau, son prédécesseur.)
Ces arrêts ont été aussi rendus sur le témoignage authentique des personnes les plus
éminentes en dignités, et sur un nombre
infini d'expériences heureuses, attestées par
les plus grands médecins de l'Europe, entre
autres par (MM. Chicoyneau et de Sénac,
tous deux conseillers d'état, premiers médecins du roi); MM. Dumoulin et Sylva,
médecins consultans du roi de France, et
Wolter, premier médecin de l'empereur
Charles VII, dont les noms immortels dure-
ront autant que l'art même auquel ils ont
fait tant d'honneur.

On peut joindre à ces autorités respecta-
bles, l'exemple d'un des plus célèbres médecins de nos jours, dont le nom va de
pair avec ceux des Chicoyneau, de Sénac,
Wolter, Dumoulin et Sylva. Une lettre de
M. Legagneur, médecin de l'hôpital royal
de Versailles, distingué par son mérite et
par ses connaissances, atteste que M. Helvétius, médecin de la faculté de Paris, premier médecin de la reine de France, et de
l'académie royale des sciences, tomba en
apoplexie et paralysie en 1746 ; que tous les
remèdes lui ayant été inutiles, on lui mit le
Sachet du sieur Arnoult, qui le rétablit parfaitement sous les yeux de toute la cour ;
qu'il l'a soigneusement porté pendant douze
ans et jusqu'à sa mort, qui n'a été causée
par aucune atteinte de cette maladie. Cette
lettre ajoute que M. Helvétius avait d'abord
été contraire à ce remède ; mais que des expériences réitérées, et une connaissance plus
particulière de ses vertus, l'avaient enfin

déterminé à s'en servir, et à en conseiller l'u-
sage aux autres.

On peut encore ajouter à ces graves témoignages une foule de certificats authentiques, délivrés par des personnes de la plus
haute distinction, tant dans l'église que dans
la robe, telles que feu le cardinal de Fleury,
premier ministre de France; le cardinal de Po-
lignac, qui a fait l'éloge de ce remède en citant
douze seigneurs de ses parens et amis qu'il a
certifié avoir été guéris de l'apoplexie par l'u-
sage de ce précieux Topique ; S. A. madame
la princesse Henriette de Nassau; M. le prince
abbé de Saint - Hubert, monseigneur le
duc de Gèvres, gouverneur de Paris; M.
Mérault, conseiller d'état, procureur général du grand conseil; M. Hérault, conseiller d'état et lieutenant général de police de
la ville de Paris ; M. l'abbé Franquini, ci-
devant envoyé de Florence; milady Sempill;
M. le baron Hoke, lieutenant général des
armées du roi ; M. le baron Rol, brigadier
des armées du roi ; M. Molondin, gouverneur de Soleure en Suisse, et un très-
grand nombre de médecins et de chirurgiens
très - éclairés et d'une réputation bien établie, tels que MM. Chicoyneau, conseiller
d'état, de l'université de Montpellier, premier médecin du roi ; de Sénac, conseiller
d'état ; Dumoulin, médecin consultant
du roi, susnommés ; Helvétius, premier
médecin de la reine; Legagneur, médecin
de l'hôpital royal de Versailles ; Sylva, médecin consultant du roi; Wolter, premier médecin de l'empereur Charles VII; Garnier,
médecin de la faculté de Paris, premier mé-

decin du roi, à la Martinique; Forestier, médecin du roi à Saintes; Mouran, médecin à Bergerac; Lemercier, médecin des hôpitaux militaires; Gaulard, médecin ordinaire du roi; Santeuil, docteur-régent de la faculté de Paris; Procope, docteur-régent de la même faculté; L'archevêque, médecin de Rouen et de la faculté de Paris; Dionis, Fourneau, et Besnier, docteurs-régens de la même faculté; Tarionne, médecin à Salons en Provence; de Lachapelle, médecin de l'hôpital de Mahon; Chamaillet, médecin à Verdun-sur-Saône; Lefebvre, médecin à Rethel-Mazarin; Le Comte, aussi médecin à Rethel-Mazarin; Lacroix, médecin à Bailleul, en Flandre; Fels, médecin et bourguemestre de Schelestadt, en Alsace; Des Ruelles, médecin à Mons; Fourchent, médecin à Bagnols, en bas Languedoc; Tuyard, médecin à Sens; Desjours, Février et Dubertran, chirurgiens jurés à Paris; Desport, premier chirurgien des armées du roi, et chirurgien ordinaire de la reine; Désormeaux, chirurgien à Blois, et une infinité d'autres que l'on a cités dans les ouvrages périodiques de leur temps.

On peut donc croire que jamais remède n'a mieux mérité la confiance du public : elle porte, comme on le voit dans tout le cours de cette petite dissertation, sur les trois principaux fondemens de la foi humaine, le raisonnement, l'expérience constante, et les plus graves témoignages qui puissent former ce qu'on nomme autorité. Rien, dans ce genre, ne ressemble tant à la démonstration. C'est la remarque d'un de nos plus célèbres écrivains, et je ne fais que l'étendre, pour la mettre dans un plus grand jour. Il faut renoncer, dit M. l'abbé Prévôt (dans son ouvrage périodique), à toute certitude naturelle, si l'expérience, appuyée sur le raisonnement et constatée par des témoignages irrécusables ne l'emporte pas ici sur toutes les objections et sur tous les doutes. Dans la variété des remèdes de la médecine, peut-être n'en trouverait-on pas un dont la vertu soit si bien prouvée ; et si l'on ajoute que la certitude de l'effet préservatif dissipe les dangers de l'inquiétude comme tous les autres remèdes certains, on regardera le Spécifique de M. Arnoult comme une des plus heureuses découvertes du 16ᵉ. siècle. M. l'abbé Prévôt avait porté le Sachet pendant vingt-deux ans, et attestait publiquement, non-seulement qu'il en avait ressenti lui-même les effets, mais qu'il les avait suivis et vérifiés dans plusieurs personnes connues.

Après avoir essuyé bien des contradictions, comme il arrive toujours à l'égard des inventions utiles, le Sachet antiapoplectique jouit dans toute l'Europe d'une réputation que l'envie n'a pu détruire et que le succès ne cesse de justifier.

CERTIFICATS ET LETTRES.

Certificat de M. SANTEUIL.

Je soussigné, docteur-régent de la faculté de médecine de Paris, certifie que le sieur Moreau, négociant, rue St.-Martin, eut, il y a plus de dix ans, trois attaques d'apoplexie, dont la dernière fut accompagnée d'une paralysie sur toute la moitié du corps du côté droit, et que je lui ai fait administrer tous les remèdes usités en pareilles circonstances, sans aucun succès : alors j'ai eu recours au Sachet du sieur Arnoult, qui lui a procuré une parfaite connaissance et une liberté entière de tout le côté attaqué de paralysie. Il s'est soutenu dans cette situation l'espace de deux ans ; mais négligeant l'usage du Spécifique du sieur Arnoult, il eut, au bout de deux années, une rechute d'apoplexie. Après tous les remèdes ordinaires, j'eus encore recours au Sachet du sieur Arnoult ; et je dois à la vérité, de déclarer que depuis sept ans, qu'il a grande attention de le renouveler toutes les fois qu'il s'aplatit, il se porte à merveille, sans avoir eu aucun symptôme de cette maladie : ce que je certifie.

A Paris, ce 15 décembre 1730.

Signé SANTEUIL, D. M. P.

Certificat de M. SYLVA.

Je soussigné, docteur en médecine de la faculté de Paris, médecin consultant du roi, certifie que Mme la princesse de Guise, demeurant au Temple, a été attaquée de vapeurs très-violentes, pendant l'espace de trois années ; que presque tous les jours elle en avait deux ou trois accès, qui lui faisaient perdre entièrement connaissance l'espace de plus d'une heure ; qu'au retour de ces accidens, elle pleurait considérablement ; que je lui ai administré tous les remèdes de l'art les plus pressans, sans avoir pu la guérir, ni même lui procurer aucun soulagement ; qu'enfin elle fut conseillée de faire usage du Spécifique du sieur Arnoult, contre l'apoplexie, et qu'alors elle cessa tout autre remède ; que depuis l'usage qu'elle fait de ce Spécifique, il est certain qu'elle n'a plus de ces mêmes vapeurs : ce que je certifie très-véritable. En foi de quoi j'ai signé le présent.

A Paris, ce 15 mars 1735.

Signé SYLVA., D. M. P.

Certificat de M. COURCAUT.

Je soussigné, docteur de la maison et société de Sorbonne, curé de St.-Jacques-du-Haut-Pas, abbé de Charron, certifie que Toinette Bonnefemme, de ma paroisse, attaquée de paralysie, et hors d'état de faire aucun travail, s'est servie pendant environ un mois du Spécifique du sieur Arnoult, que ledit sieur lui donna gratis sur mon certificat ; et que ladite Bonnefemme est guérie de façon que, malgré son grand âge, elle est capable de travail, et du travail le plus pénible.

A Paris, ce 22 décembre 1736.

Signé COURCAUT.

Certificat.

Nous soussignés, certifions que le sieur Franqui, notre gendre, âgé d'environ 60 ans, et maître-d'hôtel de M. l'Envoyé de Florence, a eu, dans l'espace de quelques années, plusieurs attaques d'apoplexie, et que la dernière fut, il y a deux ans, suivie d'une paralysie sur toute la moitié du corps, dont

il ne put plus faire aucun usage l'espace
de deux années. La paralysie régnant aussi
dans le cerveau, lui avait ôté l'usage du
bon sens et de la langue, de façon qu'il ne
proférait que quelques paroles entrecoupées
et sans suite. On lui fit, du conseil du sieur
Boyer, célèbre médecin, tout ce qu'en pareil cas on a coutume de faire, mais sans
succès d'aucun des remèdes qu'on lui fit
prendre. Au bout desdites deux années, ne
trouvant aucune différence à sa situation,
nous fûmes conseillés par plusieurs personnes
qui avaient vu les effets étonnans du Spécifique du sieur Arnoult, contre l'apoplexie,
de faire l'épreuve de ce remède, nous nous y
déterminâmes. On lui en mit un au cou, et
après une quinzaine au plus le Sachet se trouva
dissipé, et nous aperçûmes un mieux considérable ; ce qui nous engagea à en reprendre
un autre, qui détermina en très-peu de temps,
un état à nous faire espérer guérison parfaite.
Nous eûmes grande attention à le renouveler
par un troisième, duquel nous eûmes un
succès complet, puisque depuis deux ans qu'il
avait perdu ses facultés morales, l'usage de
sa langue et de la moitié de son corps, nous
eûmes la consolation de voir journellement
ses forces revenir, et son esprit entièrement
se rétablir dans le même état qu'il était
avant son accident. Nous devons encore
avouer une circonstance essentielle : c'est
qu'il eut tous les symptômes d'une nouvelle
rechute sous les yeux de M. l'Envoyé de Florence, qui avait été témoin de sa précédente
situation. M. l'Envoyé de Florence le fit con-
duire chez sa femme, avec ordre de le faire

promptement saigner. Ledit sieur ne fut pas plutôt chez lui, que nous eûmes la précau- tion de voir son Sachet, dans lequel nous ne trouvâmes plus rien. On fut promptement chez le sieur Arnoult en reprendre un nou- veau, qu'on lui mit au cou, et dans un petit espace de temps, nous nous aperçûmes de l'effet du remède qui opérait, et lui rendit sa raison et l'usage libre de sa langue. Nous de- vons à l'efficacité de ce remède un témoi- gnage des plus authentiques, puisque, sans l'usage d'aucun autre remède depuis le com- mencement de l'emploi de celui du sieur Ar- noult, nous avons obtenu une guérison des plus surprenantes, et si parfaite que le sieur Franqui est parti, par ordre de M. l'Envoyé de Florence, pour Florence ; et que depuis son arrivée, il nous a mandé qu'il faisait un usage très-exact du Spécifique du sieur Ar- noult, et qu'il se portait autant bien qu'il se soit jamais porté. Ce que nous certifions véritable : en foi de quoi nous avons signé.

A Paris, ce 12 novembre 1736.

Signés A. PAFFE. Mme PRÉVOT, femme de PAFFE (Pierre).

Nous soussigné, ministre du grand-duc de Toscane à la cour de France, avons reconnu la signature des personnes ci-dessus men- tionnées, et certifions qu'elle est véritable , et que nous-même avons été témoin de l'état de notre maître-d'hôtel, et du succès du re- mède susmentionné. En foi de quoi nous avons signé le présent certificat.

A Paris, ce 12 novembre 1736.

Signé FRANQUINI TAVIANI.

Extrait d'une lettre de M. WIFF, de Londres, du 20 mai 1736, à M. DE St.-Amant, à Paris.

Le Spécifique du sieur Arnoult, contre l'apoplexie, fait ici tous les jours de nouveaux progrès, non-seulement sur les gens attaqués d'apoplexie, mais sur ceux qui sont sujets aux vapeurs, même sur les paralytiques. Ne devant rien craindre d'un pareil Topique, j'en ai conseillé l'usage à plusieurs personnes des deux sexes attaquées de vapeurs; elles s'en sont trouvées guéries. Milord Kor, dont le fils, depuis plus de deux ans, sujet à tomber tous les mois en apoplexie, et qui, après tous les remèdes, avait eu recours à un Sachet contrefait, dont il n'avait tiré aucun soulagement, ne fit que rire lorsque je lui en conseillai l'usage. Cependant voici ce qu'il me mande mot pour mot. J'ai différé jusqu'à présent à vous parler du Spécifique que vous m'avez envoyé: l'inutilité d'un Sachet contrefait dont j'avais fait faire usage à mon fils, me faisait envisager le vôtre du même œil ; mais les différentes guérisons dont j'ai entendu parler de toutes parts, m'ont enfin déterminé à l'éprouver et à en voir l'effet. Je doutais encore que ce Spécifique pût rien opérer sur mon fils, remarquant dans votre lettre que M. Arnoult ne donnait ce remède que pour préserver contre toutes attaques d'apoplexie. Au mois de janvier dernier, mon fils en fut si violemment attaqué, qu'il lui resta une paralysie sur toute la moitié du corps ; sa paralysie régnait aussi dans le cerveau, et lui avait entièrement dé-

rangé le bon sens. Dans cette extrémité, j
lui attachai un des Sachets que vous m'ave
envoyés, au hasard qu'il en tirât quelque
avantage. De jour en jour nous avons trouvé
une différence considérable dans sa position ;
le mouvement et la force sont revenus peu
à peu dans les parties affligées ; enfin, en
moins de quinze jours, il s'est trouvé dans
son premier état. Mais, m'objecterez-vous,
aussitôt que mon fils fut guéri, je devais au
moins vous en faire part. Avouons la dette ,
un petit reste du levain de saint Thomas me
tenait : je voulais savoir s'il n'y aurait point
de rechute, voilà mon crime ; mais depuis
cette dernière attaque, qui fut au commen-
cement de janvier, grâces à Dieu, six mois
et plus se sont écoulés sans que mon fils ait
eu aucun symptôme de ses accidens ; aussi
ne resterions-nous pas un instant sans ledit
remède, que je regarde comme le plus sou-
verain de tous. Toute mon appréhension est
que le sieur Arnoult ne meure avec un tel
secret. Comme vous êtes à portée de voir le
sieur Arnoult, faites-moi le plaisir de lui
faire demander la recette de son remède ,
sous une reconnaissance dont on pourrait
convenir avec lui. Je vous envoie l'extrait
de cette lettre avec d'autant plus de plaisir
qu'elle vous servira de réparation aux doutes
de milord Kor, sur les conseils que vous et
moi lui avons si souvent donnés d'éprouver
ce Spécifique sur monsieur son fils.

Signé WIFF.

Certificat.

Je soussigné, prêtre du diocèse de Glascow, fils de milord de Sempill, résidant à l'Estrapade, à Paris, certifie que depuis quatre ans Mme. la comtesse, veuve de lord Robert de Sempill, fut attaquée d'une apoplexie et paralysie ; qu'elle fit usage du Sachet d'Arnoult, et se trouva peu à peu guérie. En foi de quoi j'ai signé le présent.

A Paris, le 19 février 1737.

Signé HUGO DE SEMPILL, prêtre.

Nous, maréchal des camps et armées du roi, commandeur de l'ordre royal et militaire de Saint-Louis, etc., certifions la vérité des faits contenus dans le certificat ci-dessus, touchant la maladie et prompte guérison de milady de Sempill, et cela de notre propre connaissance. A Paris, ce 23 février 1737,

Signé Le baron DE HOOKE.

Certificat,

Je soussigné François Descourtils, bachelier de Sorbonne, curé de Saint-Didier de Brières-le-Châtel, certifie qu'étant tombé en apoplexie et paralysie le premier jour de mai 1737 ; toute la moitié de mon visage étant contrefaite, sans mouvement ni sensibilité, j'eus recours à tous les remèdes ordinaires, comme huit saignées du bras en huit jours, avec trente-six grains d'émétique; huit jours après, les eaux de Balaruc, et sel de Seignette, le tout sans succès. Le 29 juin, M. de la Tour, receveur général des finances et trésorier de S. A. S. Monseigneur le comte de Charo-

lois, m'apporta un Sachet de M. Arnoult,
qu'il me fit attacher au cou, descendant sur
l'estomac; et depuis l'usage exact que j'en ai
fait, ma paralysie s'est totalement dissipée,
ce que je certifie. A Paris, le 5 août 1737.
Signé DESCOURTILS, curé.

Certificat.

Nous, docteur en médecine, soussigné,
certifions à tous ceux qu'il appartiendra, que
messire Pierre Aupérien, docteur en théologie, prêtre et ancien curé de la Madeleine
de Bergerac, âgé pour le présent de quatre-
vingt-un ans, fut attaqué, il y a dix-huit ans
ou environ, d'une apoplexie qui dégénéra
en paralysie, qui lui saisit la moitié du corps.
Dans ce triste état, il eut recours à divers
médecins, qui ont mis en usage tous les remèdes qu'ils ont jugés propres à combattre
la maladie, et l'ont envoyé deux fois prendre
les eaux de Bagnères. Le premier voyage
qu'il y fit fut assez heureux, car sa langue
se débarrassa un peu, et sa jambe devint plus
libre ; mais le second voyage lui fut plus per-
nicieux que salutaire ; il retomba dans le
même état, et sa maladie a augmenté depuis
ce temps-là à mesure qu'il a avancé en âge, et
jusqu'au mois de mars dernier, auquel temps
il prit un Sachet spécifique du sieur Arnoult; et l'ayant porté quelques jours, on
remarqua, et moi-même j'ai remarqué, que
le visage de M. le curé avait repris son teint
naturel, sa langue s'est débrouillée, sa jambe
et sa main sont devenues libres. Voilà les
effets que j'ai remarqués depuis que ledit
sieur Aupérien porte le Sachet spécifique du

Sieur Arnoult; en foi de quoi j'ai signé. A la Madeleine de Bergerac, le 20 juillet 1738.

Signé MAURAN, docteur en médecine.

Nous, maire et consul de Bergerac, soussigné, certifions que la signature ci-dessus est celle du sieur Mauran, docteur en médecine de cette ville, et que foi peut et doit y être ajoutée; en témoignage de quoi nous avons donné le présent, que nous avons scellé du sceau des armes de cette communauté. A Bergerac, dans l'hôtel de ville, le 24 juillet 1738.

Signé VILLAC, consul.

Lettre de M. GARNIER, *docteur-régent de la Faculté de Paris, aujourd'hui premier médecin à la Martinique, du 24 janvier 1739.*

Les avantages que tire journellement le public de votre Spécifique contre l'apoplexie, tant comme préservatif que comme médicament, les nouvelles favorables que j'en reçois de toutes parts, et l'expérience particulière que j'en ai faite moi-même sur trois personnes attaquées d'apoplexie, m'engagent à vous en donner publiquement mon approbation, sans savoir ce qui le compose, l'expérience réitérée m'étant suffisante pour décider de la bonté d'un remède et de son efficacité. Je vous envoie, avec cette approbation, mon certificat relatif à trois personnes qui ont été guéries, sous mes yeux, d'apoplexie, par votre remède, après avoir rempli les indications voulues. (*Suit le certificat.*)

Je soussigné, docteur-régent de la faculté de médecine en l'université de Paris, certifie à qui il appartiendra, avoir été appelé, au mois de novembre 1737, chez un particulier qui venait, me dit-on, de tomber en apoplexie. Je me transportai sur l'heure rue St.-Honoré, où demeurait le malade, nommé Aubry, perruquier, âgé de soixante-trois ans. Lorsque j'arrivai, il y avait environ une heure qu'il était dans un sommeil profond, avec privation entière de tous ses sens. J'ordonnai à l'instant une saignée du pied, bientôt après une seconde, dans l'intervalle desquelles je lui fis prendre une forte dose d'émétique dans de l'eau; mais les remèdes ne produisirent rien, et les accidens subsistèrent dans leur entier. Enfin, comme le pouls me parut se soutenir assez pour ne point appréhender la saignée de la gorge, je la fis faire, mais aussi infructueusement que les premières; j'ordonnai, quelque temps après, l'application du Sachet, qui fut bientôt suivi d'un effet salutaire, puisqu'au bout d'environ un quart-d'heure la connaissance revint, et nous fit espérer la guérison, qui s'est depuis confirmée et réalisée.

Je fus appelé en second lieu, au mois de mai 1738, pour voir un ecclésiastique nommé Duplessis, âgé de 56 ans, demeurant rue de Cléry, attaqué d'apoplexie, et qui, dans l'instant de l'attaque, était tombé, à ce que l'on me rapporta, à la renverse, sans qu'il parût aucune contusion. Je le fis saigner du pied, je lui fis prendre l'émétique, sans que les accidens diminuassent. Je lui fis enfin appliquer le Sachet, qui lui rendit la con-

naissance, la parole et l'usage des sens,
au bout d'une demi-heure, —

Je fus appelé en troisième lieu, au mois
de juillet de la même année, rue Saint-An-
toine, chez le sieur Desmarets, horloger,
âgé de soixante-treize ans, attaqué d'apoplexie, qui fut aussi guéri par l'application
du Sachet, à peu près dans les mêmes circonstances que les deux précédentes. Délivré à Paris, ce 24 janvier 1739.

Signé GARNIER, D. M. P.

Certificat.

Je soussigné, docteur-régent de la faculté
de médecine en l'université de Paris, certifie
à qui il appartiendra que le sieur Collot et
sa femme sont tombés en apoplexie et paralysie; que je leur ai fait tous les remèdes
usités en pareil cas, mais sans aucun succès;
qu'alors je leur ai conseillé l'usage du Spécifique du sieur Arnoult; qu'au bout de huit
jours ils se sont trouvés libres des parties
attaquées de paralysie, et que depuis deux
ans qu'ils font exactement usage de ce Spécifique, il ne leur est arrivé aucune rechute
d'apoplexie, ce que je certifie véritable.
A Paris, ce 15 mars 1741.

Signé FOURNEAU, D. M. P.

Lettre de M. Roz, de Soleure en Suisse,
du 8 juillet 1741, écrite à M. Gul-
diman.

Notre respectable M. le gouverneur de
Mollondin, que vous chérissez comme moi,
fut atteint, hier matin, d'apoplexie. Le

prompt secours que M. le brigadier de Vigier lui a donné, au moyen d'un Sachet de M. Arnoult, l'a tiré d'affaire, étant à présent hors de danger, ayant recouvert la parole et la connaissance qu'il avait perdues. M. le brigadier de Vigier, qui s'intéresse à la santé de M. de Mollondin, ainsi que toute la ville, vous prie très-instamment de m'envoyer, par le premier courrier, à mon adresse à Huningue, huit Sachets du sieur Arnoult, avec l'imprimé signé de lui, pour M. Mollondin; j'espère que vous ferez toute la diligence possible pour la conservation de notre illustre malade. J'ai l'honneur d'être.

Signé J. Rol.

Ce fait est confirmé par Mme. Mollondin même.

———

S. A. Mme. la princesse Henriette de Nassau, écrit d'Arolseu au sieur Bourjot, à Paris, que deux personnes tombées en apoplexie ont été guéries par deux Sachets, et cette princesse en redemande trois autres.

———

M. de Ruelles, médecin de la ville de Mons, marque qu'ayant une parfaite connaissance des bons effets du Sachet, il prie le sieur Arnoult de lui en envoyer un, par lequel il aura la consolation de se voir délivré d'étourdissemens et vertiges, dont il est accablé depuis long-temps, malgré ses soins et ceux de ses confrères.

Dans une lettre suivante, M. Ruelles s'exprime ainsi : je rends justice à votre précieux remède, qui m'a guéri en fort peu de temps des vertiges et étourdissemens que j'ai essuyés long-temps, avant de le posséder. Mes soins et ceux de mes confrères m'avaient été inutiles ; mais grâces à Dieu et à votre Spécifique, je jouis d'une santé parfaite depuis que je le porte. Envoyez-moi un Sachet pour moi et un pour la sœur Auzaine, religieuse pénitente de cette ville, qui a eu plusieurs attaques d'apoplexie.

———————

M. Fourchent, docteur en médecine à Bagnols, Bas-Languedoc, mande qu'en conséquence de la guérison de deux malades, pour lesquels il a fait venir deux Sachets, il a encore recours à ce remède pour le curé de Connaux.

Lettre de M. GAUTIER DE VALABRE, Chevalier de Malte; de Marseille, le 22 août 1742.

Depuis dix jours je suis de retour dans cette ville ; j'ai reçu les nouveaux certificats que vous m'avez envoyés : cette précaution n'était pas nécessaire pour cette province, où rien n'a paru pour dénigrer votre remède, mais au contraire, où des effets l'ont mis en état d'être regardé comme miraculeux, car le Père Tardivy, moine de Saint-François, observantin, va toujours de même ; libre de tout son côté gauche, allant même sans bâton, ayant perdu le sien depuis un an, et personne n'ayant eu la charité de le lui remplacer. Il est ferme à présent, et quitte de de tous ses accidens d'apoplexie et de paralysie, sans avoir eu aucune rechute depuis plusieurs années, grâces à votre Spécifique. M. Gerbier, ancien maître de mathéma-

tiques dans cette ville, avait eu vingt acci
dens d'apoplexie, qui lui avaient perclu tout
le corps, la langue, et assoupi l'esprit, lorsqu'on lui eut fait venir votre Sachet, ainsi
que je l'avais conseillé à ses amis; à peine
l'eut-il mis sur l'estomac, qu'il eut une circulation sensible du sang dans la partie droite
de son corps, où elle ne se sentait plus, et
que l'on appelait morte, parce qu'elle n'avait
plus aucune sensibilité; sa langue se délia
sensiblement, sa main s'ouvrit et devint libre
à s'en servir, et son esprit est capable de
suivre une conversation sérieuse et familière.

Signé. Gautier de Valabre.

Certificat.

Je soussigné, docteur en médecine, certifie, pour le bien public, que la nommée
Louise Beaugrand, de la paroisse de Deuil,
était sujette, depuis cinq ans, à des attaques
fréquentes d'apoplexie, dans lesquelles elle
tombait deux ou trois fois le mois. Cette
fille recourut inutilement aux conseils de la
faculté : leur décision, scrupuleusement ob-
servée, irrita le mal, et les paroxismes furent
toujours les mêmes. Cette fille me fut adres-
sée, je la gardai environ un mois, et je fis
pour la soulager tout ce qu'avaient inutilement
tenté mes confrères. Comme le Sachet du
sieur Arnoult s'est acquis de la réputation,
je déterminai cette fille, d'ailleurs fort pauvre, à recourir à lui. Ledit sieur lui donna
charitablement un Sachet, au mois de décembre, et depuis ce temps jusqu'à ce jour
cette fille n'a pas eu une seule attaque d'a-
poplexie, et jouit d'une santé parfaite. Ce

que j'atteste vrai, comme un témoignage que je dois à la vérité et à l'efficacité du Sachet antiapoplectique. A Paris, ce 16 avril 1742.

Signé LEMERCIER, docteur en médecine.

Je prie M. Arnoult de donner à Marie-Louise Baugrand, de la paroisse de Deuil, un troisième Sachet : je suis si content des effets merveilleux des deux premiers, que j'offre d'en certifier au public le miracle, puisque cette pauvre fille jouit à présent de la santé qu'elle avait perdue depuis tant d'années.

A Paris, ce 19 juin 1743.

Signé LEMERCIER, médecin.

Certificat.

Je soussigné, Alexis Colas, marchand, certifie à qui il appartiendra, qu'il y a environ trois ans et demi que j'ai eu une première attaque d'apoplexie, et qu'à peu d'intervalles et assez prochains, j'en ai été attaqué cinq autres fois, la dernière attaque accompagnée de paralysie sur la langue, et sur une partie du corps; qu'aussitôt cette dernière attaque suivie de paralysie, on me conseilla l'usage du Spécifique contre l'apoplexie, du sieur Arnoult, dont j'ai fait usage très-exactement depuis trois ans, et je dois à la vérité, que depuis ce temps-là il ne m'est arrivé aucun accident d'apoplexie, ce que je certifie véritable ; en foi de quoi j'ai signé.

A Paris, ce 24 septembre 1745.

Signé COLAS.

Au château de Munich, ce 3 janvier 1745.

Monsieur, comme votre précieux Spécifique contre l'apoplexie a été beaucoup vanté
en cette cour, par des médecins même très-
fameux, qui assurent en avoir vu des effets
miraculeux, on m'a prié de faire venir quelques Sachets ; et pour n'en point recevoir de
contrefaits ou de falsifiés, j'ai l'honneur de
m'adresser directement à vous, et vous prie,
Monsieur, de m'en envoyer six par la poste.
Vous aurez la bonté de m'envoyer votre imprimé, signé de vous. J'ai l'honneur, etc.

Signé DE WOLTER, conseiller, premier
médecin de Sa Majesté Impériale.

*Lettre de M. LECOMTE, médecin à Re-
thel-Mazarin, du 15 septembre 1748,*

Il est vrai que j'ai conseillé, il y a plus
de dix ans, l'usage de votre Sachet antiapoplectique; c'était moins dans les premières
années, pour guérir ou préserver de l'apoplexie, que pour détourner ou calmer les
inquiétudes et les craintes mortelles de rechute qu'ont toujours les malades qui ont eu
le malheur d'être attaqués une fois de cette
maladie. Je ne vois point du tout la relation
qu'il peut y avoir entre votre Sachet appliqué sur la région de l'estomac, et la fluidité
qu'il doit procurer au sang et à la lymphe,
pour être préservatif contre l'apoplexie.

Cependant, après avoir observé que, de
tous ceux de ma connaissance qui avaient
porté votre Sachet, aucun n'était retombé;
et qu'au contraire plusieurs de ceux qui n a

avaient point fait usage avaient eu une se=
conde et troisième attaques, j'ai cru devoir
conseiller ce remède comme un préservatif
contre l'apoplexie. J'ai pris depuis confiance
en votre Sachet : elle est telle que je le porte
moi-même depuis deux ans, parce que je
suis, plus qu'un autre, menacé de la maladie
dont il guérit. Si le temps me le permet, je
vous enverrai, par un ami qui doit aller à
Paris, quelques notes que j'ai faites sur l'effet
du Sachet, sur les différentes personnes qui
le portent ; et je serai toujours extrêmement
flatté de contribuer à augmenter la réputation de votre Spécifique, et de vous prouver
le parfait attachement avec lequel j'ai l'honneur d'être, Monsieur, votre très-humble
et très-obéissant serviteur.

Signé Le Comte,
Médecin à Rethel-Mazarin.

Je soussigné, docteur en médecine, et
médecin de la ville de Rethel-Mazarin, certifie que le 3i du mois dernier, je fus appelé
chez Mme Billaudet de la Cressounière, âgée
de 75 ans, qui venait d'être attaquée d'une
apoplexie bien caractérisée, avec la paralysie
de la moitié du corps, du côté gauche ; que
je la fis saigner aussitôt de la gorge, et qu'un
quart-d'heure après je lui fis prendre l'émétique ; que durant les effets de ce remède,
une dame, amie de la malade, lui apporta
le Sachet antiapoplectique du S^r. Arnoult,
dont je lui avais conseillé l'usage, et qui était
arrivé la veille de Paris ; qu'un quart-d'heure
après l'application de ce Topique, la malade
ouvrit les yeux, reconnut les assistans, et

articula quelques mots; et qu'enfin, en moins d'une heure et demie après, la parole et la connaissance lui revinrent, ainsi que le mouvement dans les membres paralysés, au point que cette dame se trouve actuellement, à quelques faiblesses près dans le bras et la jambe du côté gauche, aussi bien à tous les égards qu'elle était avant sa chute.

A Rethel-Mazarin, le 15 septembre 1748.

Signé LE COMTE, Médecin.

Ce certificat est légalisé du S^r. Tiercelet, subdélégué de l'intendant, et maire de la ville de Rethel-Mazarin.

Lettre de M. DE LACROIX*, Médecin à Bailleul en Flandre, du 24 juillet 1749.*

Monsieur, je vous prie de donner au porteur quatre Sachets antiapoplectiques; car depuis quinze ans que je pratique ici la médecine, je n'ai vu aucune récidive à ceux qui en ont porté. Je ne doute aucunement de la vertu de vos Sachets pour la prévenir. Il est assez facile aux ignorans, mais très-difficile aux savans, de donner une idée claire et mécanique de l'effet d'un Topique pareil sur les parties solides et sur les fluides du corps. Ce que j'ai appris, tant à Paris qu'en ce pays, ne m'a conduit qu'à une explication probable. Quoi qu'il en soit, je n'ai jamais donné dans les facultés occultes; mais quand la vertu d'un remède est reconnue, j'ai recours à l'axiôme *experientia rerum magistra.* Je suis très-parfaitement, Monsieur, votre très-obéissant serviteur.

Signé DE LACROIX, Médecin.

Lettre de dom JOLEAU, bénédictin de l'ordre de Cluny, à la Charité-sur-Loire, du 9 avril 1750.

J'ai été si content du Sachet que vous m'avez envoyé, que je viens vous en faire de très-sincères remercîmens. J'avais essuyé plusieurs attaques d'apoplexie très-violentes avant que d'avoir votre Sachet, et même après avoir pris les eaux de Bourbon-l'Archambault; mais depuis que je l'ai porté sur le creux de l'estomac, je puis dire et assurer que je me trouve bien mieux, et que les attaques ont cessé et disparu, ce que je ne puis attribuer qu'à votre Sachet. Je ne puis assez faire d'éloges de son efficacité à mon égard : c'est ce qui m'engage à vous prier de m'en envoyer un nouveau, qui soit accompagné de votre signature, pour preuve certaine qu'il vient de vous. Je prie le Seigneur de vous conserver de longues années, et suis, etc.

Signé Dom JOLEAU, bénédictin.

Lettre à M. ARNOULT.

Quoique depuis trente années de pratique en médecine j'aie été convaincu des effets merveilleux des Topiques, que les succès que j'en ai vus chez un nombre infini de mes malades eussent dû m'inspirer de la confiance pour votre Spécifique, je n'ai cependant pu me déterminer un très-long-temps à ajouter foi aux applaudissemens qu'on lui donnait dans le public; et telle peine que j'aie prise à faire des recherches et des raisonnemens

pour guérir la méfiance que j'avais au dire
de ceux qui me paraissaient partisans de
votre Sachet, ils n'ont fait qu'augmenter mon
incrédulité. C'est un aveu sincère que je
vous fais, mais vous allez voir, Monsieur,
ce que l'expérience peut sur l'esprit des
hommes : les savans mêmes soutiennent
souvent l'erreur par les raisonnemens les
plus plausibles; bientôt après les événemens
les en font revenir malgré eux.

C'est en l'année 1742 que je fus appelé à
une catastrophe qui me frappa pour la première fois. M. Romplers, ancien notaire
royal, et greffier de la justice de la ville
de Schelestadt, attaqué d'une rude apoplexie qui lui avait laissé une paralysie de
tout le côté gauche, me fit demander mes
conseils. Je conviens que par mes attentions
et la méthode curative conforme aux indications, mon malade revint, et les parties
paralysées reprirent leur mouvement; mais
peu de temps après, une rechute plus violente ayant éludé tous les secours de la
médecine, et les symptômes étant devenus
plus sérieux, on eut recours à votre Spécifique. Ce fut M. Fayole, lieutenant commandant l'artillerie pour le département de
la Haute-Alsace, qui en a toujours plusieurs
chez lui pour le besoin, qui eut soin d'en
faire appliquer un à mon malade. Ce Sachet
ne resta pas long-temps sans effet, puisque
vingt-quatre heures après mon malade recouvra l'usage des sens internes et externes; bref, le malade se retablit dans peu;
et n'a eu depuis aucun ressentiment d'a-
poplexie. Je vous avoue que cette pre-

mière époque m'a été si sensible, que je
me sentis dans le moment ébranlé dans
mon incrédulité; je voulus cependant quelque chose de plus pour affirmer la confiance que je sentais naître, et je n'eus pas
beaucoup de peine à me satisfaire, puisqu'en
1744 il se présenta un nouveau prodige en la
personne de feu M. Souillard de Chesnay,
lieutenant du roi, commandant dans la sus-
dite ville de Schelestadt. Ce commandant,
attaqué d'apoplexie accompagnée de tous les
symptômes les plus sérieux, fut traité avec
toute l'attention imaginable; mais, malgré
des soins extraordinaires, le malade resta
toujours dans le même état. Son pouls était
dur et gêné, l'assoupissement léthargique
continuel, la peau sèche et ardente, en un
mot, nul changement en mieux. On eut
recours à votre Spécifique, qu'on lui ap-
pliqua. Ce Sachet fit de suite un effet si sensible, qu'au bout de deux heures le malade
commença à parler librement et à reconnaître
tout le monde ; le pouls devint dégagé et
reprit son battement naturel, tout le corps
commença à transpirer avec succès; et le
médecin ordinaire convint lui-même que son
malade était hors de danger. Ce deuxième
fait, arrivé sous mes yeux, me frappa trop
pour ne pas effacer tout mon scrupule et
animer ma confiance.

Je pris le parti de faire moi-même usage
de votre Spécifique en la même année 1744,
le 10 de juillet, pour me garantir des vertiges et étourdissemens dont je me sentais
extrêmement tourmenté depuis près de dix
ans, au point de ne pouvoir souvent conti-

nuer mes occupations. Je demandai un Sachet à M. Fayole; je l'appliquai, et j'ose
assurer, en honnête homme, qu'en moins
de quinze jours je m'en sentis soulagé, et
depuis totalement délivré.

Maintenant, je suis partisan de votre
Spécifique; je le prône et le divulgue avec
justice dans la province d'Alsace, et même
de l'autre côté du Rhin.

J'ai l'honneur d'être, avec une très-par-
faite considération,

    Monsieur,

        Votre très-humble, etc.

        FELS, médecin et bourguemestre
        de la ville de Schelestadt.

A Schelestadt, le 18 novembre 1750.

*Lettre de M. LE MERCIER, docteur en
médecine, ancien médecin des hôpitaux
militaires, écrite à M. ARNOULT. De
Laval, en date du 19 avril 1764.*

Votre Sachet n'était point connu en cette
ville, et par une prévention ordinaire à l'i-
gnorance ou à la jalousie, les médecins de
cette ville, avec lesquels j'ai l'honneur de
consulter quelquefois, s'efforçaient de le décrier. J'ai acquis quelque réputation en médecine, et M. Pannetier, juge de police,
m'a engagé à lui faire un raisonnement suivi
sur l'apoplexie, relativement au Sachet. Je
vous envoie cette pièce, elle vous garantira
ma confiance en votre remède; on a pris la
peine de la faire copier dans différentes mai-

sons. Je suis à l'instar d'un missionnaire qui détruit les hérésies et convertit les hérésiarques.

Signé LE MERCIER.

De toutes les maladies auxquelles la condition humaine est soumise, la plus redoutable sans doute c'est l'apoplexie. Il y en a de deux espèces, qu'il est important de bien distinguer, puisque le traitement doit varier, et que la méprise serait d'autant plus funeste qu'elle serait suivie de la mort du malade.

L'une est sanguine, et l'autre est séreuse et humorale : toutes deux proviennent d'une gêne ou faiblesse occasionnant un ralentissement de circulation.

Les signes qui annoncent le plus souvent cette cruelle maladie, sont l'engourdissement, la lassitude, le tremblement dans les articulations, le vertige, la pesanteur de tête, l'assoupissement, des sensations douloureuses, mais vagues, à l'occiput ou derrière la tête.

Le tintement d'oreilles, ou des bruits sourds et momentanés dans cette partie, des éblouissemens ou suffusions, la perte de mémoire, les chûtes imprévues et sans cause, la respiration difficile, la dilatation des prunelles des yeux, la couleur rouge et foncée du visage, le battement violent des artères temporels ; ces signes se trouvent rarement tous ensemble, mais la présence de quelques-uns doit déterminer à se précautionner.

Ceux qui y sont les plus exposés, sont les personnes d'un tempérament sanguin et les pléthoriques, qui vivent dans une abondance dangereuse, à proportion des excès où elle les plonge , qui négligent les évacuations artificielles contractées par l'habitude, telles que les saignées du printemps ou de l'automne, les purgations , etc. Cette maladie est aussi causée par la suppression d'un écoulement hémorroïdal, par la cessation de quelques hémorragies critiques , et dans le sexe, par celle du flux menstruel.

L'épaississement ou coagulation du sang cause des dilatations dans les vaisseaux, d'où résulte une apoplexie; elle sera aussi produite par l'épanchement du sang , en conséquence de la rupture de quelques vaisseaux dans la substance du cerveau sur le plexus choroïde, qui, comprimant l'origine des nerfs, supprime le mouvement et le sentiment dans toute l'habitude du corps.

Nous ne dirons rien des remèdes qu'emploie la médecine de routine; nous désirerions fort qu'ils fissent à l'art tout l'honneur qu'il reçoit dans d'autres maladies. Nous observerons seulement que les cures les plus heureuses de la médecine, dans ce genre de maladie, se bornent communément à laisser languir le malade dans un état qui le prépare à la mort.

Serait-il donc vrai qu'il ne restât nul espoir à la vie, pour ceux qui subissent l'apoplexie? cette dangereuse maladie serait-elle l'écueil de la médecine?

Le Sachet antiapoplectique du sieur Arnoult est le Spécifique unique, invariable et certain, contre les accidens et les suites de l'apoplexie. Tous ceux qu'une prévoyance salutaire décide à le porter, ont, ce me semble, un cautionnement physique contre cette maladie dans l'expérience.

Quel aveuglement ne serait-ce pas que de se priver d'un aussi précieux remède, qui n'entraîne après lui nul de ces dégoûts, nul de ces inconvéniens multipliés dans la pratique médicinale ! Ici c'est un Topique, un amulette, qui exerce énigmatiquement son action sur le corps, qui présente à l'esprit autant de surprise, que son composé donne aux physiciens d'incertitude sur son espèce.

Tout est miracle, tout se transforme en prodige aux yeux du vulgaire; l'homme éclairé n'en connaît que peu ou point.

Le composé du Sachet antiapoplectique opère sans doute l'exaltation des sels les plus volatils : on a lieu de le présumer, puisque étant exposé à l'air, il s'évapore entièrement. Il fond quelquefois subitement au cou de ceux qui le portent, sans qu'on puisse bien en expliquer les diverses causes.

Ce principe posé, on demande comment ce Topique peut agir sur la masse des fluides, pour empêcher l'accès ou le paroxisme de l'apoplexie.

Réponse. Le Sachet du sieur Arnoult est composé de principes très-actifs, qui se volatilisent aisément, qui se dégagent peu à peu des autres parties qui les entraînent, pénétrent dans l'intérieur des vaisseaux, portent leur action sur les liquides qu'ils divisent et dont ils rétablissent le cours.

Pour comprendre cette possibilité, il faut observer que le calorique interne des corps vivans, ouvre, dilate les pores cutanés : la vapeur qui exhale de l'extrémité de chacun des vaisseaux, pénétre les enveloppes du Sachet, s'incorpore dans son composé, l'ébranle, le met en mouvement; et l'attraction agissant continuellement, opère une circulation de sels volatils dans le sang et les humeurs, et rétablit leur fluidité.

Signé LE MERCIER, Médecin.

Certificat.

Nous soussignés Joseph Couturier de Fournoue, prêtre, docteur en théologie, comte de Brioude, abbé de l'abbaye royale de Pibrac, et grand-vicaire du diocèse du Mans, et Antoine Couturier de Fournoue, chevalier, commissaire des gardes-du-corps du roi, frères, certifions et attestons à tous ceux qu'il appartiendra, que feu M. de Fournoue, notre père, demeurant en la ville de Gueret, capitale de la province de la Marche, et qui était né le 30 octobre 1668, fut, le 30 avril 1730, attaqué d'apoplexie, avec une paralysie sur la moitié du corps ; qu'il se rendit aux eaux des Monts-d'Or en Auvergne, où il guérit par les douches qui lui furent données; que les médecins des eaux des Monts-d'Or lui conseillèrent l'usage du Sachet de M. Arnoult dont il s'est servi jusqu'à son décès, arrivé le 4 février 1752, étant pour lors dans la quatre-vingt-quatrième année de son âge, sans avoir jamais eu la moindre apparence de rechute, d'attaque d'apoplexie: ce qui est connu de toute la province de la Marche, et que nous certifions véritable.

A Paris, le 19 février 1758.

Signé DE FOURNOUE. L'abbé DE FOURNOUE,

M. l'abbé Cotelle, doyen de St.-Martin d'Angers, par sa lettre du 17 février 1758, marque que les bons effets qu'a produit ce remède à Angers, sur ceux auxquels il en a conseillé l'usage, lui valent quantité de visites et autant de remercîmens.

M. Antoine Cellier, changeur à Mont-Didier, par sa lettre du 22 février 1758, dit qu'un de ses amis, depuis six ans, fait usage de ce remède, sans avoir eu aucun ressentiment des attaques d'apoplexie auxquelles il était très-sujet.

M. Osaudin de Pouliquen près Guérande, par sa lettre du 12 février 1758, dit que depuis l'usage qu'il a fait de ce Spécifique, il est quitte de ses étourdissemens, et d'une espèce de léthargie à laquelle il était très-sujet.

M. Douyère, vicaire au Hâvre, par sa lettre du 17 ; M. le chevalier Herpin, à Luçon, par la sienne du 14 février 1758, demandent chacun un Sachet, et disent qu'il fera sur eux autant d'effet qu'il en a fait sur plusieurs personnes de leur ville, qui s'en louent et en font un éloge étonnant.

M. Milscent, prieur de Mozon, près Ploërmel en Bretagne, par sa lettre du 19 décembre 1757, dit qu'avant de faire usage de ce remède, il avait eu des vertiges et étourdissemens, dont il ne s'est plus ressenti depuis, et que c'est un témoignage qu'il doit, quant à lui, à la vérité.

M. Salmon de Courtemblay, chanoine à Tours ; M. de Lapenti, chanoine à Econi ; M. Berni, feuillant à Rouen ; M. Lores, de Mareuil en Berry ; M. Leclerc, trésorier des troupes à Orléans ; M. Hemery, président au grenier à sel de Doulens ; M. Vagué, de Marseille ; M. Boullay, receveur général des droits de l'apanage d'Orléans ; M. Guillard de Tréhem, trésorier des états d'Arras, et une infinité d'autres personnes attestent qu'elles ont éprouvé les salutaires effets du Spécifique de M. Arnoult.

———————

M. de Voyo, lieutenant de la louveterie de France à Verdun-sur-Saône, par son certificat du 14 mars 1758, atteste qu'il a été sujet, l'espace de deux années, à des vapeurs et des étourdissemens terribles et presque journaliers ; que depuis deux ans qu'il fait usage du Spécifique du sieur Arnoult, contre l'apoplexie, il n'a plus ressenti aucun de ces accidens, et se porte fort bien depuis. -

Lettre de M. DE CHAMAILLET, docteur en médecine, en date du 15 janvier 1758, de Verdun-sur-Saône.

Votre remède antiapoplectique, Monsieur, mérite non-seulement la confiance du public, mais encore celle des médecins ; c'est le tribut qu'ils doivent aux spécifiques long-temps et constamment éprouvés ; c'est celui que je rends aujourd'hui au vôtre, en vous priant de m'en envoyer un par la personne qui vous remettra ma lettre. J'aurai sans doute plus d'une fois occasion de le faire valoir auprès de ceux qui me confient le soin de leur santé, et qui se trouveront comme moi avec des étourdissemens que je n'ai jusqu'ici que suspendus par les céphaliques, soutenus et précédés des remèdes généraux.

Ayez la bonté d'y joindre l'imprimé, signé de votre main, pour éviter le piége de ceux qui ont voulu décomposer et contrefaire votre admirable Topique. J'ai l'honneur d'être avec beaucoup d'estime et de considération, votre, etc.

Signé DE CHAMAILLET, docteur en médecine.

Lettre de M. le comte DE ROSIÈRES D'ENVESIN, *à Nancy, le 2 août 1760.*

Je suis si content de l'effet de votre Sachet, que je vous prie de m'en envoyer une demi-douzaine. Mme. d'Envesin était sujette à des étourdissemens très-fréquens et si considérables, qu'un jour elle tomba dans un escalier. Je me déterminai alors à faire venir de vos Sachets, et à lui en conseiller l'usage. Depuis dix ans qu'elle s'en sert, elle n'a pas eu un seul étourdissement, et s'est toujours très-bien portée. C'est un témoignage que je suis charmé de rendre à la vérité et à la vertu de vos Sachets. Je suis, etc.

Signé Le comte DE ROSIÈRES D'ENVESIN.

M. l'abbé Moisson, Curé de Milhac, près Thiviers, route de Limoges, par sa lettre du 7 septembre 1760, certifie que monsieur son frère s'est fort bien trouvé de l'usage du Sachet, ce qui augmente son désir d'en avoir un, et qu'au reste, ce qui lui donne une vraie confiance dans ce remède, quelque surprenant qu'il soit, c'est qu'il a long-temps vécu avec le sieur Aupérien, curé de la Madeleine de Bergerac, paralytique à la suite d'une apoplexie, depuis 18 ans, guéri au bout de huit jours d'usage du Sachet ; que l'on peut même ajouter que cet ecclésiastique, outre qu'il est parvenu à une extrême vieillesse, n'est point mort d'apoplexie, et qu'il a toujours conservé une présence d'esprit peu commune aux gens attaqués de cette maladie.

Lettre de M. le marquis DE MOISSAC, lieutenant de MM. les maréchaux de France, près Bordeaux, du 17 mai 1761.

Votre Spécifique contre l'apoplexie a si bien réussi à ma mère, que plusieurs personnes m'ont demandé votre adresse. Il fit un effet si sensible à ma mère, qu'il est étonnant qu'un Topique puisse produire un effet aussi subit et aussi prompt. Mme. la marquise de Saint-Alvère me pria de lui en céder un, et comme vous ne m'en envoyâtes que deux, et que conséquemment il ne me reste que celui que ma mère porte au cou, et même qu'il commence à se ramollir, je vous prie de m'en envoyer deux par le premier courrier. Je vous en envoie le prix, et compte sur votre exactitude. Nous ne cessons, ma mère et moi, de chanter vos éloges et la vertu de votre remède. Veuille le ciel confirmer les vœux que nous faisons pour le maintien de la santé d'un homme unique

tel que vous ! Soyez persuadé de ma reconnaissance et de celle de ma mère. J'ai l'honneur d'être, etc.

Signé Le marquis DE LISLE DE MOISSAC,
lieutenant des maréchaux de France.

———

Mme. la comtesse Duhautoi de Châtenay,
de Nancy, marque, en 1760, qu'elle se trouve
au mieux de l'usage du Sachet.

———

M.-L. Emmelius, conseiller ecclésiastique
dans le comté de Vied, à Rounckel, près de
Limbourg, par sa lettre du 10 septembre
1760, atteste que Mme. la comtesse de Li-
nange-Crunstat, âgée de quatre-vingt-quatre
ans, étant tombée en apoplexie et paralysie,
a été guérie par le Spécifique de M. Arnoult.

———

M. de la Chapelle, médecin de l'hôpital
militaire à Mahon, par sa lettre du 22 août
1760, atteste qu'une personne pour laquelle
il a fait venir un Sachet pour une apoplexie,
s'en est fort bien trouvée.

———

M. Jehanin Arviset, conseiller hono-
raire du parlement de Dijon, par sa lettre
du 8 décembre 1760, marque qu'il a grande
confiance au Sachet du sieur Arnoult, et
que depuis le temps qu'il en a fait usage, il
n'a eu aucun des étourdissemens, tourne-
mens de tête, ni des vapeurs fâcheuses auxquelles il était sujet.

M. Waldruche, médecin à Joinville, par sa lettre du 8 juin 1773, à M. Arnoult, s'explique ainsi: Je vous supplie de donner à M. de Tubermont, le Sachet qui me fait exister depuis cinq ans, n'ayant eu aucun retour ni ressentiment de la terrible apoplexie dont je fus frappé: c'est à votre précieux remède que j'en suis redevable.

Année 1773 et suivantes.

M. Serre, maître en Chirurgie, de Vaux; M. de Tourbe, coadjuteur, attestent que Jean-Baptiste de Camp, habitant de la paroisse, tomba il y a trois ans en apoplexie et paralysie de la moitié de son corps; que depuis trois ans qu'il porte le Sachet de M. Arnoult, il n'a eu aucune rechute; qu'il est bien portant et en état de travailler.

M. Simon de Bercy, seigneur de Bercy, atteste que M. son père après plusieurs attaques d'apoplexie, ayant fait usage du Sachet de M. Arnoult, a vécu jusqu'à quatre-vingt-dix ans, sans aucune rechute.

M. Serpes d'Escordale, chevalier de St.-Louis, capitaine de cavalerie, de Ville-sur-Terre, près Bar-sur-Aube, par une lettre en date du 29 novembre 1773, dit qu'après une rude apoplexie, il porte le Sachet depuis le mois de janvier; qu'il ne peut que se louer de ses effets; que depuis ce temps il n'a ressenti aucun des avant-coureurs des rechutes, qui le faisaient trembler auparavant; et redemande un nouveau Sachet.

M. Waldruche, médecin à Joinville, par sa lettre du 13 mai 1774, marque ce qui suit :

Tant que je vivrai, je vous importunerai au moins une fois par an, en vous demandant le Sachet antiapoplectique.; auquel j'ai l'obligation d'exister depuis six ans , sans avoir eu le moindre ressentiment de la terrible apoplexie dont je fus frappé avec émiplégie, et dont, à présent, à plus de soixante-sept ans, je n'ai pas eu la moindre apparence de rechute. Madame de Tubermont, présentement à Paris, voudra bien me rapporter ce trésor de votre part. Je vous demande en grâce de le lui donner.

Monsieur,

Envoyez-moi un Sachet antiapoplectique. pour M. le baron Darcelot : il en fait usage depuis un très-long-temps d'après le conseil de M. Lecomte, médecin de cette ville. Je me fais un plaisir de vous certifier que depuis qu'il le porte, il n'a encore ressenti aucune atteinte de maladie soporeuse , quoi-qu'il semble que son grand âge, son genre de vie solitaire et retiré , son tempérament flegmatique , soient des causes prédisponantes de cette maladie.

Signé LEFEBVRE, médecin à Rethel-Mazarin.

Envoyez-moi deux Sachets, le plutôt que vous pourrez ; l'un pour moi, l'autre pour M. Tuizet, maître des comptes à Dijon, qui se trouve dans le même état où j'étais avant l'usage de votre divin remède : plus de vapeurs, plus d'étourdissemens, je me porte on ne peut pas mieux , et je dois ma santé à votre Sachet depuis neuf ans.

Signé DE VOYO,
Lieutenant de la louveterie de France ,
à Verdun-sur-Saône.

Envoyez-moi un Sachet : l'usage constant que j'en fais depuis huit années, m'assurent de son efficacité , et je m'aperçois que lorsque la matière est épuisée , la machine s'engourdit.

Signé DE VOYO ,
Lieutenant de la louveterie de France ,
à Verdun-sur-Saône.

Depuis plusieurs années que Madame la marquise de la Chevalerie, ma mère , porte votre Sachet , elle n'a pas eu la moindre attaque et se porte aussi bien qu'on le peut désirer. C'est avec bien de la reconnaissance que je vous renouvelle tous mes remercîmens et ceux de toute ma famille, vous priant de remettre un Sachet au porteur. J'ai l'honneur d'être, etc.

Signé l'Abbé DE LA CHEVALERIE, en Poitou.

Blois, le 11 novembre 1787.

J'ai reçu votre Sachet, Monsieur, au moment où notre malade était sans espérance. Je le lui ai fait attacher. Peu après il s'est endormi, et ne s'est éveillé qu'au bout de six heures. A son réveil le malade a parlé, et nous avons vu la preuve de l'efficacité du remède. Le chirurgien, qui le croyait sans ressources, avait fait retirer sa femme : lui et toutes les personnes de la maison ont été témoins de l'effet surprenant de votre Spécifique. J'en attends aujourd'hui avec grande confiance toute l'efficacité, et la crainte de m'en trouver dépourvu, comme cela vient de m'arriver, m'engage à vous prier de vouloir bien m'en envoyer deux. Je ne doute pas d'avoir à vous en demander d'autres incessamment, attendu que beaucoup de personnes desquelles ce remède était inconnu, désirent le porter comme préservatif.

J'ai l'honneur d'être, avec la considération la plus parfaite,

Votre très humble, etc.

Signé DEVILLIERS.

Baugency, ce 11 avril 1799.

Monsieur,

Je m'empresse de vous donner connaissance de la guérison de la femme Langlois, aubergiste dans cette ville, qui a été attaquée d'une violente apoplexie, et à laquelle nous avons donné un de vos Sachets. Cette femme, lorsque nous fûmes chez elle, ma femme et moi, était à l'agonie, ne pouvant rien avaler et immobile sur son lit. On lui attacha le Sachet, et au bout de treize heures, elle commença à parler ; peu à peu elle recouvra l'usage de ses membres, et au bout de quinze jours, elle a été parfaitement rétablie. Cette guérison surprenante donne dans ce pays beaucoup de confiance en votre Spécifique, et ce qui l'accroît encore, c'est le mieux que ressent la veuve Thauvin, vigneronne, paralytique depuis sept mois, qui en a fait venir un à ma sollicitation, et qui en éprouve des effets si sensibles, que tout lui annonce une guérison prochaine.

J'ai l'honneur d'être, etc.

Signé MORIN.

Baugency, le 10 mars 1800.

Monsieur,

Permettez-moi de vous faire observer que vous portez la délicatesse à un excès préjudiciable à l'humanité souffrante, en refusant de vos Sachets aux personnes qui vous en demandent pour la paralysie, disant qu'ils ne sont un Spécifiqme que contre l'apoplexie seulement. Cependant l'expérience que j'ai faite pour de simples paralysies qui n'avaient pas été précédées d'apoplexie, me persuade que vous avez tort. Je vous citerai, à l'appui de ce que j'avance, deux guérisons : la première, celle de la veuve Thauvin, de cette commune, qui, paralysée depuis sept mois, sur toute la partie droite de son corps, a recouvré l'usage de ses membres en très-peu de jours.

La seconde guérison est celle de l'épouse du sieur Pastoureau père, attaquée aussi de paralysie. En douze heures elle est revenue dans son état naturel, car elle se livre aux mêmes exercices de travail qu'avant son accident et elle marche sans canne. Je m'applaudis d'avoir fait ces essais qui m'ont si bien réussi, et vous me saurez bon gré d'avoir rendu ces deux individus à la société. Je les avais prévenus, en les engageant à faire usage de vos Sachets, que vous ne les donniez que comme un remède contre l'apoplexie. Je vous engage à faire la même observation à ceux qui vous en demanderont pour la paralysie simple ; mais à n'en point refuser, car les succès que j'ai sous les yeux, m'en font présumer d'autres.

J'ai l'honneur d'être, etc.

Signé MORIN.

Baugency, le 9 mai 1800.

Monsieur,

Je m'empresse de vous informer de l'effet merveilleux que l'un des Sachets que vous m'avez envoyés dernièrement, a opéré sur Marie Blâtrier, femme de François Gonache, vigneron à Vernon, hameau dépendant de cette commune. Cette femme a eu une attaque d'apoplexie qui lui a paralysé la moitié du corps ; informée de l'efficacité de votre Sachet, elle m'en a fait demander un, dont elle a fait usage de suite, et le surlendemain elle est montée seule dans son lit. De jour en jour elle en a ressenti les salutaires effets, au point qu'elle est venue dîner chez moi le vingtième jour, et est retournée chez elle, le tout à pied et sans canne, quoiqu'à une distance de plus d'un quart de lieue; enfin elle est revenue dans son état naturel, et travaille aux vignes comme avant son attaque. Toute cette famille, et particulièrement le mari, qui aime beaucoup sa femme, vous comble de bénédictions.

J'ai l'honneur d'être, etc.

MORIN,
Ex-receveur de l'enregistrement.

Le 9 juillet 1801.

Permettez-moi de réclamer de nouveau votre sensibilité et votre charité en faveur de dame Marie-Florence Beauvais, ex-religieuse ursuline de cette commune, qui a de bien faibles moyens d'existence, et à laquelle vous avez eu la bonté de donner un Sachet il y a deux ans : ce Sachet lui a rendu l'usage de ses membres paralysés ; mais comme il est totalement usé, elle vous prie de lui en donner un second ; elle en sera éternellement reconnaissante, ainsi que moi, qui prends un vif intérêt à sa santé.

J'ai l'honneur d'être, etc.

MORIN.

3**

Poitiers, le 29 juillet 1802.

Monsieur,

Plusieurs dames de ma connaissance, ac-
cablées de violens maux de tête, au point
de ne pouvoir marcher sans risque de tomber, ont fait usage de vos Sachets : elles en
ont ressenti un soulagement très - marqué.
Une dame qui prend peu d'exercice, et qui
est assez replette, ressent les mêmes douleurs de tête. Comme j'ai rapporté devant elle
les effets salutaires de votre remède dont j'ai
connaissance, elle désire avoir aussi un de
vos Sachets. Veuillez m'en faire passer un
de suite, et recevoir l'assurance de ma considération.

DUPONT,

Rue Sainte-Opportune, à Poitiers.

A la Plume, dépt. de Lot-et-Garonne,
le 10 avril 1801.

Ayez la bonté de me faire passer un Sachet pareil à celui que vous m'envoyâtes
l'année dernière ; il était pour Mme. Riu-
banys, veuve de M. Dubernard de St.-Lary,
qui n'a pas eu d'attaque d'apoplexie depuis
qu'elle le porte, tandis qu'elle en avait eu
deux attaques les deux printemps précédens ;
celui que je vous demande est pour cette
même dame, qui a la plus grande confiance
dans ce Spécifique.

J'ai l'honneur d'être, etc.

Signé SAINT-LARY.

Nancy, le 4 septembre 1804.

Monsieur,

Comme il me manque une occasion d'avoir de vos Sachets, je vous prie de vouloir bien m'en envoyer deux par la poste. Il y a vingt-cinq ans que je vous ai écrit pour avoir les premiers : j'en ai constamment porté depuis ce temps sans avoir éprouvé le moindre accident.

J'ai l'honneur de vous saluer très-humblement.

Signé KOELER,

Place des Vétérans, ville vieille, n°. 217.

Baugency, le 23 février 1805.

Monsieur,

Mme Gonthière, prieure des dames, à laquelle j'ai fait part de vos offres obligeantes, me charge de vous en faire ses sincères remercîmens ; elle profitera de vos bontés lorsque son Sachet sera vide : il fait toujours des merveilles. Elle ne se ressent plus de ses assoupissemens, et vaque librement à ses occupations. Recevez de sa part mille complimens, et de la mienne l'assurance de la considération avec laquelle j'ai l'honneur d'être, etc.

Signé MORIN.

Brives, (département de la Corrèze),
le 18 mai 1805.

Monsieur,

Faisant usage de votre Sachet spécifique
pour prévenir les rechutes d'attaque d'apoplexie depuis beaucoup d'années, je vous
prie de m'en faire passer un par le présent
porteur.

Je conviens que quoique sujette à d'autres
infirmités, je n'ai plus éprouvé aucune atteinte de cette première attaque que j'avais
eue peu de temps avant de faire usage de
votre remède.

Je suis, avec une parfaite reconnaissance
et considération ,

Votre très-humble servante.
Signé CHINIAC, Vᵉ. VIELBANS.

Bolbec, le 14 novembre 1806.

Monsieur,

Je porte un de vos Sachets qu'un ami m'a
procuré ; il a fait un effet merveilleux sur
moi ; il y a sept mois que je le porte ; quand
je l'ai mis j'étais mourant, il y avait six ans
que j'étais attaqué d'apoplexie, et j'en avais
eu des attaques sans nombre, j'avais vu tous
les médecins du pays ; et plus je prenais de
remèdes, plus les attaques se multipliaient ;
j'étais dans le plus triste état qu'on puisse
imaginer. Depuis que je porte votre Sachet,

je n'ai eu aucune attaque, j'ai cessé tous les remèdes, et me suis rétabli peu à peu, je me porte assez bien à présent, je marche à pied, je monte à cheval, j'ai fait sept lieues en un jour sans m'en être trouvé incommodé, et j'ai 70 ans. Je vous prie de vouloir bien m'envoyer deux Sachets, et d'être assuré de ma véritable reconnaissance.

Je suis, etc.

Signé François-Gervais DE GRAND-CAMP.

Saint-Sylvestre, ce 6 décembre 1807.

Monsieur,

La bonne réputation que vos Sachets ont acquise pour garantir de l'apoplexie, me détermine à vous prier de vouloir bien m'en envoyer un par le prochain courrier. Je l'attends de votre exactitude ordinaire aussitôt la présente reçue.

J'ai l'honneur d'être avec considération,

Monsieur,

Votre très-humble, etc.

Signé LIOT,

Propriétaire à Saint-Sylvestre, arrondissement du Hâvre, département de la Seine - Inférieure, à Caudebec, poste restante.

Landerneau, le 21 mars 1808.

Je me recommande encore une fois à vous pour avoir deux Sachets contre l'apoplexie, quoique cependant bien portant, et n'ayant eu aucune attaque de cette maladie depuis l'usage que je fais de votre Sachet.

Mme. Brichet n'ayant plus d'étourdissemens depuis qu'elle s'en sert, nous avons toute confiance dans ce Spécifique.

Agréez l'assurance de mes sentimens respectueux.

Signé BRICHET.

Bolbec, le 16 mai 1808.

Monsieur,

Je vous prie de m'envoyer de nouveau un Sachet que demande M. Gervais; j'ai été tenté de lui donner celui que je recevais; mais la grande chaleur me faisant craindre quelque accident, j'ai préféré le garder pour moi.

On m'annonce qu'on éprouve déjà de très-bons effets du dernier que vous m'avez envoyé pour un cultivateur de nos environs. On viendra dimanche m'en donner encore des nouvelles.

J'ai l'honneur d'être, avec le plus sincère attachement,

Monsieur,

Votre très-humble serviteur.

Signé THÉVENIN.

Bolbec, le 29 novembre 1808.

Je vous prie de m'envoyer encore un Sachet pour M. Gervais, qui vient de me le demander.

Je continue, malgré l'intempérie de la saison, à me porter passablement, et je ne me sens pas du tout de mes précédentes attaques ; j'attribue, comme je le dois, ce bien-être à votre Sachet.

Deux personnes auxquelles j'en avais recommandé l'usage ont été victimes de leur insouciance.

J'ai l'honneur de vous saluer.

THÉVENIN.

Brives, le 6 août 1808.

Monsieur,

Étant dans l'usage de me servir depuis long-temps de votre Sachet pour prévenir et empêcher les attaques d'apoplexie, je vous prie de m'en faire tenir un par le porteur de la présente.

Je suis, avec un sincère attachement,

Votre très-humble servante.

Signé Marguerite CHINIAC, V°. VIELBANS.

Brives, rue Barbecane.

Bretteville-sous-Toles, ce 1er. avril 1809.

Monsieur,

Comme j'ai coutume de faire usage de votre Sachet antiapoplectique , et que j'en reconnais de plus en plus les heureux effets, je vous prie de vouloir bien m'en envoyer un par le premier courrier.

J'ai l'honneur de vous saluer très-sincèrement.

Signé DE BRETTEVILLE.

De Bretteville-sous-Toles, département de la Seine-Inférieure, arrondissement de Dieppe, canton de Toles.

Bretteville-sous-Toles, le 28 avril 1809.

Monsieur,

Comme j'ai fait connaître la vertu de votre Sachet contre l'apoplexie, depuis deux mois je vous en ai demandé deux pour un de mes amis, un autre aujourd'hui m'en demande un ; ainsi, je vous prie de vouloir bien me mettre à même de le satisfaire le plutôt possible.

J'ai l'honneur d'être, etc.

Signé DE BRETTEVILLE.

Bolbec, 4 décembre 1809.

Monsieur,

Je vous prie de m'envoyer de nouveau un Sachet antiapoplectique, pour M. Le Breton de Graimbouville : vous voudrez bien le mettre à mon adresse.

Nous approchons du 17 décembre, époque de ma dernière attaque ; mais je l'attends sans inquiétude, jouissant depuis plus de deux mois d'une aussi bonne santé qu'il y a dix ans ; j'en attribue la cause à l'usage de votre Sachet, dont je ne cesse de vanter les bons effets, comme je les éprouve.

Recevez, je vous prie, les sentimens de reconnaissance et de considération, avec lesquels j'ai l'honneur d'être, etc.

Signé THÉVENIN, directeur des postes.

Du Hâvre, le 1er février 1810.

Monsieur,

Plusieurs personnes de cette ville m'assurent que l'usage qu'ils font depuis un grand nombre d'années, de votre remède contre l'apoplexie, les a préservées de cette maladie, à laquelle ma complexion paraît tendre. D'après leurs conseils, je vous prie de remettre au porteur de la présente dans

un paquet cacheté, votre susdit remède, accompagné de votre imprimé indicatif.

J'ai l'honneur de vous saluer.

Signé BUREJAIN,

Chef du Bureau de la navigation,
à la Douane du Hâvre.

Bolbec, le 2 août 1810.

Monsieur,

Je vous demande un Sachet, pour M.
Malandin de Bomanbue, par Bolbec, et
vous prie de lui envoyer directement.

M. Gonfray, qui a reçu le dernier, va bien
mieux.

Je vous salue très-humblement.

Signé THÉVENIN.

Bitche, le 31 octobre 1810.

*M. Lafond, ancien chirurgien-major de
l'hôpital militaire de Bitche, département
de la Moselle.*

Monsieur,

Éprouvant une lassitude continuelle, et
étant toujours assoupi, je m'adresse à vous
avec confiance, et vous prie de vouloir bien

m'envoyer, par le premier courrier, deux Sachets à mon adresse, à Bitche. Il y a plusieurs personnes, dans cette ville, qui, sous peu, vous en demanderont. S'il était possible de m'envoyer par le même courrier, la dissertation sur l'effet des Topiques dans les maladies internes, vous m'obligeriez. J'attends avec grande impatience vos Sachets; et je suis, avec la plus parfaite considération,

Monsieur,

Votre très-humble serviteur.

Signé LAFOND.

Courtray, le 9 décembre 1810.

Monsieur,

Je vous prie de vouloir bien m'expédier, par le retour du courrier, un Sachet contre l'apoplexie, pour une personne qui en a le plus pressant besoin, et qui fonde sur ce remède l'espoir de sa guérison. Vous m'obligerez beaucoup de faire cet envoi sans retard. Me reposant sur votre exactitude, je vous prie de me croire

Votre très-humble serviteur.

Signé L. DAROOST,
rue de Lille, à Courtray.

Du château de Nieppe, près Armentières,
ce 16 février 1811.

Monsieur,

L'on m'a fait un éloge si complet des bons effets que produisent vos Sachets antiapoplectiques, que je serais enchantée d'en avoir un pour ma mère, qui éprouve des étourdissemens et autres indispositions qui font craindre une attaque d'apoplexie. Veuillez mettre à cet envoi le plus de promptitude possible, et me croire avec l'estime la plus parfaite.

Votre, etc.

Signé DE MESSANGE, née GHESQUIÈRE.

Du château de Nieppe, le 15 octobre 1811.

Monsieur,

Ma mère se trouve si bien du Sachet que vous lui avez envoyé, qu'elle vous prie d'avoir la complaisance de lui en faire passer un second, attendu qu'il est arrivé un petit accident au sien et qu'elle ne veut pas courir le risque d'en être dépourvue, puisque les engourdissemens et les autres symptômes inquiétans dont elle était continuellement affectée, sont totalement cessés.

Veuillez, Monsieur, recevoir l'expression de sa reconnaissance et de la mienne, et agréer l'assurance de ma parfaite considération.

Votre très-humble servante.

Signé DE MESSANGE, née GHESQUIÈRE.

St.-Ouen-le-Manger, le 22 juillet 1817.

Monsieur,

Votre remède spécifique que vous m'avez fait passer pour la première fois au mois d'août dernier, m'a procuré un soulagement admirable. J'avais perdu entièrement l'usage de la parole et ne pouvais me servir de la jambe droite ni du bras droit. Je dois à votre Sachet la cessation de ces graves infirmités. Veuillez m'en envoyer un par le premier courrier, et recevoir les témoignages de ma vive reconnaissance.

J'ai l'honneur d'être, etc.

Signe LANGLOIS,

Desservant de St.-Ouen-le-Manger, arrondissement de Dieppe, département de la Seine-Inférieure, par Aumonville, restante à Bacqueville.

Ploërmel, le 1er juillet 1817.

Je vous prie de m'adresser un de vos Sachets, vous obligerez un de vos anciens correspondans, qui ne se garantit des suites fâcheuses d'une paralysie opiniâtre, que par votre Spécifique. Agréez les sentimens de reconnaissance avec lesquels j'ai l'honneur, etc.

Signé GAILLARD fils, avocat,

à Ploërmel, département du Morbihan.

Hambourg, le 3 août 1821.

Monsieur,

Il y a quelques années que, sur ma demande, je reçus de vous des Sachets contre
l'apoplexie, pour une de mes parentes qui
avait eu une attaque et qui s'est toujours
depuis très-bien trouvée de votre remède
qu'elle porte constamment. Cet exemple frap-
pant m'engage à vous prier de vouloir bien
m'en faire tenir un le plutôt possible, pour
un de mes amis qui vient d'être attaqué de
cette cruelle maladie. J'ai l'honneur, Monsieur, de vous saluer cordialement.

Signé Corn^s. DE Vos.

Ploërmel, le 5 octobre 1822.

J'ai l'honneur de vous prier de me faire
l'envoi d'un nouveau Sachet pour mon père
qui en fait usage depuis plusieurs années
avec beaucoup de succès. Je vous prie de me
l'adresser par l'un des premiers courriers, et
d'agréer les sentimens de reconnaissance
avec lesquels j'ai l'honneur d'être, etc.

Signé GAILLARD.

INSTRUCTION

RELATIVE

AU SACHET ANTIAPOPLECTIQUE

DE FEU M. GUILLAUME ARNOULT,

Le Sachet antiapoplectique de M. Arnoult, doit être attaché au cou avec un ruban, de manière qu'il descende sur le creux de l'estomac ; il est essentiel de ne pas cesser de le porter et de le changer toutes les fois qu'il fond, ou qu'il est considérablement diminué par suite de son effet, et au moins tous les ans.

Ce préservatif précieux pour l'humanité, et dont l'efficacité a été reconnue par une expérience suivie et non interrompue de ses bons effets, depuis l'année 1700, a été conservé au public par la transmission du secret de sa composition, de père en fils, dans la famille de M. Arnoult.

Comme plusieurs personnes par cupidité se sont mêlées de débiter des Sachets qui n'ont aucune vertu, afin d'éviter cette fraude qui tendrait à priver le public du véritable remède efficace de M. Arnoult, à le décrier et à abuser ceux auxquels il peut être salutaire, M. Arnoult et Mme sa sœur, ses arrière-petits enfans, avertissent le public qu'ils possèdent seuls le secret de cette composition : ils feront confectionner ces Sachets sous leurs yeux, et ils seront toujours accompagnés du présent avis, avec leur signature et leur timbre.

La distribution ne s'en fait que rue de Bourbon, n° 30, faubourg St-Germain, près la rue de Beaune. On l'enverra par la poste aux personnes qui en demanderont par écrit,

DE L'IMPRIMERIE DE LEFEBVRE,

RUE DE BOURBON, N°. 11.

www.ingramcontent.com/pod-product-compliance
Ingram Content Group UK Ltd.
Pitfield, Milton Keynes, MK11 3LW, UK
UKHW022308120726
13694UKWH00003B/1314